AF299425

# MÉMOIRE

ADRESSÉ A

## L'ACADÉMIE IMPÉRIALE DE MÉDECINE DE PARIS

SUR LES PROPRIÉTÉS HYGIÉNIQUES ET THÉRAPEUTIQUES

DE L'EXTRAIT DE MALT DE HOFF

PAR

## JEAN HOFF

DE BERLIN

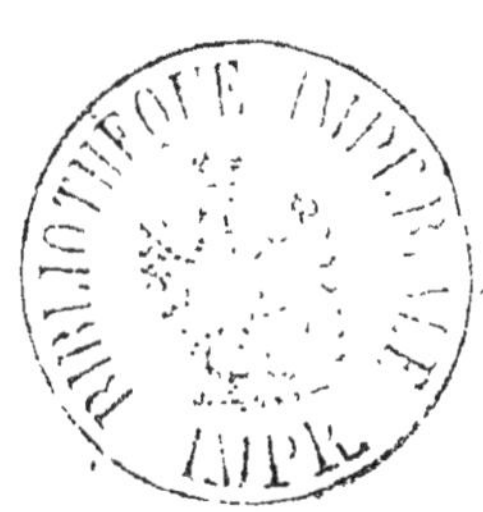


---

**Décembre 1861**

---

## PARIS

CHEZ L'ÉDITEUR, RUE DE L'ÉCHIQUIER, 38

*A MM. les membres de l'Académie impériale de médecine,*
*à Paris.*

MESSIEURS LES DOCTEURS,

Depuis que les médecins distingués de l'Allemagne et de la Prusse ont daigné encourager nos efforts pour le succès d'un produit hygiénique sérieux, touchant à l'alimentation, nous venons solliciter très respectueusement la haute faveur d'en entretenir l'Académie impériale de Médecine.

Lorsqu'on a pour interprètes des hommes qui consacrent leur vie au soulagement de l'humanité, en la faisant profiter des fruits de leur longue expérience, on ne doit pas craindre d'approcher de leur sanctuaire.

Voir le public français profiter des avantages que peut lui offrir l'Extrait de Malt de Hoff, de Berlin, est notre seul désir.

Puisse l'Académie de Médecine, en accueillant favorablement ce Mémoire scientifique, satisfaire notre vœu le plus cher, celui de doter l'hygiène et la thérapeutique françaises d'un produit déjà apprécié à l'étranger.

Daignez agréer, Messieurs les Docteurs, l'hommage des sentiments les plus respectueux avec lesquels nous sommes

Votre très-humble et très-obéissant
serviteur,

JEAN HOFF, de Berlin.

# EXTRAIT DE MALT DE HOFF.

## PREMIÈRE PARTIE

### Considérations sur l'Orge et le Malt.

ANALYSES CHIMIQUES.

Si nous consultons les ouvrages de l'immortel naturaliste Pline , nous trouvons que l'*orge (hordeum)* est la plus ancienne des graminées cultivées ; que les Grecs, les Egyptiens, les Hébreux et les autres peuples de l'Orient s'en servaient comme d'un très bon-aliment.

Le pain d'orge (Pline, liv. 18) était autrefois la seule nourriture des athlètes et des gladiateurs, qu'on appelait pour cette raison *hordearii.*

Pausanias nous apprend que, dans les jeux célébrés à Eleusis, à l'occasion des mystères qui avaient lieu chaque année en l'honneur de Cérès, le prix du vainqueur, pour les athlètes, était une mesure d'orge recueillie dans une plaine voisine, dont les habitants, instruits par cette Déesse, avaient les premiers cultivé cette espèce de blé.

Ce genre de graminée, type de la tribu des Hordéacées, renferme un grand nombre d'espèces répandues dans l'Europe, l'Asie et l'Afrique méditerranéennes, ainsi que dans l'Amérique du Nord. Partout, dit le D<sup>r</sup> Lunel, son utilité est incontestable. Dans le Nord, elle est surtout employée à la fabrication de la bière ; dans le Midi, elle sert pour la nourriture des chevaux, et l'on sait qu'ils n'en ont pas d'autre dans la Barbarie. Dans les contrées pauvres, l'homme en fait un pain grossier. En médecine, elle est émolliente, analeptique, adoucissante ; sa farine peut servir à la préparation de topiques émollients.

L'orge entre pour une grande partie dans la fabrication de l'Extrait de Malt. Pour apprécier les qualités hygiéniques de ce produit, examinons avec soin la composition chimique des principes constituants de l'orge et du Malt d'orge, d'après les plus savants chimistes de l'Allemagne et de la France.

*Composition chimique de l'orge et des différentes espèces de Malts, d'après Oudemans.*

**ORGE**

| | |
|---|---|
| Dextrine | 4,5 |
| Amidon | 53,8 |
| Sucre | 0,0 |
| Matières cellulaires | 7,7 |
| — albumineuses | 9,7 |
| — grasses | 2,1 |
| — inorganiques | 2,5 |
| Eau | 18,1 |
| Extrait alcoolique | 0,7 |
| Extrait aqueux | 7,0 |

*Composition du Malt.*

| 100 parties contiennent ou donnent par leur transformation | | |
| --- | --- | --- |
| LES SUBSTANCES SUIVANTES : | DESSÉCHÉ A LA TOURAILLE | FORTEMENT DESSÉCHÉ A LA TOURAILLE |
| Dextrine . . . . . . . . . . . . . . . . . . | 5,8 | 9,4 |
| Amidon . . . . . . . . . . . . . . . . . . | 51,2 | 43,9 |
| Sucre. . . . . . . . . . . . . . . . . . . | 0,6 | 0,8 |
| Matières cellulaires . . . . . . . . . . . . | 9,4 | 10,6 |
|    — albumineuses. . . . . . . . . . . . | 9,1 | 9,7 |
|    — grasses . . . . . . . . . . . . . . . | 2,1 | 2,4 |
|    — inorganiques . . . . . . . . . . . . | 2,4 | 2,6 |
| Eau. . . . . . . . . . . . . . . . . . . . | 11,1 | 8,2 |
| Extrait alcoolique. . . . . . . . . . . . . | 4,1 | 4,4 |
| Extrait aqueux . . . . . . . . . . . . . . | 17,0 | 21,0 |

*Malt désséché à l'air (sur 100 parties).*

| | |
| --- | --- |
| Dextrine . . . . . . . . . . . . . . . . . . . . . . . . | 6,5 |
| Amidon. . . . . . . . . . . . . . . . . . . . . . . . . | 47,3 |
| Sucre. . . . . . . . . . . . . . . . . . . . . . . . . | 0,4 |
| Matières cellulaires . . . . . . . . . . . . . . . . . . | 17,7 |
|    — albumineuses. . . . . . . . . . . . . . . . . | 11,0 |
|    — grasses. . . . . . . . . . . . . . . . . . . | 1,8 |
|    — inorganiques . . . . . . . . . . . . . . . . | 2,6 |
| Eau . . . . . . . . . . . . . . . . . . . . . . . . . | 16,1 |
| Extrait alcoolique . . . . . . . . . . . . . . . . . . | 3,7 |
| Extrait aqueux . . . . . . . . . . . . . . . . . . . . | 11,0 |

*Malt desséché à la touraille.*

| COMPOSÉ DE : | WELTMAN | MOESMAN |
|---|---|---|
| Potasse . . . . . . . . . . . . . . . . . . . . | 16,1 | 17,0 |
| Soude . . . . . . . . . . . . . . . . . . . . | 2,3 | 2,0 |
| Chaux . . . . . . . . . . . . . . . . . . . . | 4,2 | 4,2 |
| Magnésie. . . . . . . . . . . . . . . . . . . | 6,1 | 5,2 |
| Sesquioxyde de fer. . . . . . . . . . . . | 1,5 | 1,9 |
| Acide phosphorique . . . . . . . . . . . . | 29,1 | 28,4 |
| — sulfurique. . . . . . . . . . . . . . | 2,0 | 1,8 |
| — silicique insoluble . . . . . . . . | 12,0 | 11,4 |
| — — soluble . . . . . . . . . . | 26,4 | 27,1 |
| Chlore . . . . . . . . . . . . . . . . . . . . | 0,1 | 0,1 |

*Malt fortement desséché à la touraille.*

| COMPOSÉ DE : | VELTMAN | MOESMAN |
|---|---|---|
| Potasse. . . . . . . . . . . . . . . . . . . . | 20,3 | 20,8 |
| Soude. . . . . . . . . . . . . . . . . . . . | 4,6 | 4,2 |
| Chaux . . . . . . . . . . . . . . . . . . . . | 6,0 | 5,6 |
| Magnésie. . . . . . . . . . . . . . . . . . . | 5,8 | 6,0 |
| Sesquioxyde de fer. . . . . . . . . . . . | 0,8 | 1,0 |
| Acide phosphorique . . . . . . . . . . . . | 35,8 | 35,0 |
| — sulfurique. . . . . . . . . . . . . . | 0,7 | 0,8 |
| — silicique insoluble. . . . . . . . . | 14,5 | 25,9 |
| — — soluble. . . . . . . . . . | 12,1 | |
| Chlore . . . . . . . . . . . . . . . . . . . . | 0,1 | 0,1 |

*Composition chimique des cendres d'orge et de Malt d'orge,
d'après Veltman et Moesman.*

| PRÉSENTENT LES SUBSTANCES SUIVANTES : | VELTMAN | MOESMAN |
|---|---|---|
| Potasse . . . . . . . . . . . . . . . . . . . | 17,0 | 17,5 |
| Soude . . . ' . . . . . . . . . . . . . . . | 5,9 | 6,3 |
| Chaux . . . . . . . . . . . . . . . . . . | 2,7 | 3,1 |
| Magnésie. . . . . . . . . . . . . . . | 7,2 | 6,8 |
| Sesquioxyde de fer. . . . . . . . . . . . | 0,5 | 0,5 |
| Acide phosphorique . . . . . . . . . . . | 30,3 | perdu |
| — sulfurique. . . . . . . . . . . . . | 1,4 | 1,5 |
| — silicique insoluble . . . . . . . . . | 7,1 | 7,0 |
| — — soluble. . . . . . . . . . . | 26,0 | 26,7 |
| Chlore . . . . . . . . . . . . . . . . . . | 1.3 | 1,3 |

*Cendres de Malt d'orge desséchées à l'air.*

| COMPOSÉES DE : | VELTMAN | MOESMAN |
|---|---|---|
| Potasse. . . . . . . . . . . . . . . . . . . | 16,0 | 15,6 |
| Soude. . . . . . . . . . . . . . . . . . . . | 5,2 | 4,4 |
| Chaux . . . . . . . . . . . . . . . . . . . | 4,0 | 4,9 |
| Magnésie. . . . . . . . . . . . . . . . . | 6,5 | 7,1 |
| Sesquioxyde de fer. . . . . . . . . . . . . | 0,9 | 0,9 |
| Acide phosphorique . . . . . . . . . . . | 30,6 | 31,0 |
| — sulfurique. . . . . . . . . . . . . . | 1,1 | 1,0 |
| — silicique insoluble. . . . . . . . . | 35,1 | 26,4 |
| — — soluble. . . . . . . . . . . | | |
| Chlore . . . . . . . . . . . . . . . . . . . | 0,4 | 0,4 |

L'analyse de l'orge a été donnée d'une manière plus précise par divers auteurs, comme le démontre le tableau suivant présenté par G.-J Mulder, professeur de chimie à l'Université d'Utrecht.

Différentes analyses de l'orge.

| SUBSTANCES | EINHOF | PROUST | HERMBSTÆDT | THOMSON (Écosse) | KROCKER ET HORSFORD | |
|---|---|---|---|---|---|---|
| | | | | | ORGE D'HIVER | ORGE DE JÉRU-SALEM |
| Amidon . . . . . . . . . . . | 62,2 | 32 | 60,5 | 38,6 | 38,6 | 42,7 |
| Hordéine . . . . . . . . . | » | 55 | » | » | » | » |
| Sucre . . . . . . . . . (1) | 5,2 | 5 | 4,7 | 4,0 | » | » |
| Dextrine. . . . . . . . . | 4,6 | 4 | 4,5 | » | » | » |
| Gluten. . . . . . . . . | 3,5 | 3 | 4,9 | » | » | » |
| Albumine soluble . . . . | 1,2 | » | 0,4 | » | » | » |
| Eau. . . . . . . . . . | 9,4 | » | 10,5 | » | » | » |
| Sels et pertes . . . . . | 1,6 | " | » | » | » | » |
| Résine. . . . . . . . | » | 1 | » | » | » | » |
| Enveloppe corticale du grain . . . | 7,3 | » | 11,6 | » | 46,2 | 42,5 |
| Huile essentielle. . . . . . | » | » | 0,4 | » | » | » |
| Gomme . . . . . . . . | » | » | » | » | » | » |
| Glutine . . . . . . . . | » | » | » | } 15,2 | » | » |
| Albumine . . . . . . . . | » | » | » | | 17,8 | 3,31 |
| Substances insolubles . . . . . . | " | » | » | 4 | 5,5 | 2,8 |

(1) Oudemans n'a jamais pu constater la présence du sucre dans le grain, ce qui est conforme avec l'opinion de Péligot, qui a signalé l'absence du sucre dans le froment.

L'*hordéine*, cette substance pulvérulente, jaunâtre, insipide, inodore, extrait de l'orge, entre pour 67, 2 pour cent dans l'analyse d'Einhof. Si nous la considérons, à l'exemple des chimistes allemands, comme identique avec l'*ami-*

*don*, en déduisant par le calcul le nombre que l'on trouverait pour la substance sèche, on obtiendrait, pour l'analyse d'Einhof, 74. Nous trouvons, pour l'analyse de Proust, $32+55=87$.

La farine d'orge, à l'état sec, contient donc, d'après ces deux chimistes, 74 à 87 pour cent d'amidon. On a vu, d'après Krocker, qu'elle n'en contiendrait que 42,7 pour cent.

Suivant Einhof, Proust et Krocker, en réunissant toutes les matières albumineuses de l'orge, on en retrouve de 3 à 5,3 pour cent; suivant Horsford (Krocker et Horsford, *in Liebig's Annalen*, t. LVIII, p. 166 et 212), il en existerait une très grande quantité, variant de 14,7 à 17,8.

Les trois premiers chimistes cités ont trouvé 4 à 4,6 pour cent de matières albumineuses dans l'orge qu'ils ont soumise à leur analyse.

Sur trois espèces d'orge analysées par Rittausen (*Pharmaceutisches centralblatt*, 1855), ce chimiste a trouvé 8,5, 11,2, 10,2 de matières albumineuses, soit une moyenne de 9,73.

Ces analyses sont exactes pour les parties indiquées dans le tableau comparatif que nous avons donné, mais on doit remarquer qu'outre la faible quantité d'amidon qu'elles indiquent, il ne s'y trouve ni dextrine, ni matière grasse.

Fehling et Faist ont trouvé, pour l'analyse de l'orge à 100 degrés, 15,7 de substances azotées, 78,6 d'amidon et de matières grasses, 2,9 de fibre végétale et 2.8 de substances inorganiques. (*Pharmaceutisches Centralblatt*, 1852.)

On doit encore à MM. Sacc, Pelouse et Frémy, Polson, Oudemans, Stein (de Dresde), etc., des travaux estimés sur la composition chimique de l'orge. Le premier de ces savants a trouvé dans le grain entier 45,47 de carbone,

6,48 d'hydrogène, 2,28 d'azote, 42,44 d'oxigène et 3,33 de cendres.

## Du Malt.

En présence de savants du premier mérite, il est inutile de dire que les transformations par lesquelles le grain passe dans le maltage, sont à peu près identiques à celles observées dans le grain placé dans un sol humide, afin qu'il en sorte une nouvelle plante. L'*humidité*, la *chaleur* et le *contact de l'air* sont les trois conditions essentielles à la germination, en supposant préalablement un grain de bonne qualité.

Le *maltage* n'est qu'une germination artificielle · l'orge entière est placée dans un bac en bois (*quellbottich*) ou en pierre (*malzstein*); on y verse de l'eau à la température ordinaire de manière à recouvrir le grain de deux centimètres environ. On agite le tout, on enlève les impuretés, on laisse l'eau s'écouler, et on la remplace jusqu'à ce que celle qui s'écoule soit parfaitement claire. Le grain, qui s'imbibe d'eau peu à peu, commence à perdre une partie des principes solubles; on laisse écouler l'eau de nouveau, on met le grain en tas et on l'arrose seulement de temps en temps, en ayant soin de le retourner constamment, pour que tous les grains présentent le même degré d'humidité. Le temps nécessaire pour que le grain soit humecté à l'intérieur varie selon son état de siccité, l'épaisseur de son enveloppe, etc.

L'orge, pénétrée par l'eau, mise en tas, exposée à une température déterminée, subit une série de modifications chimiques importantes, dont nous n'entretiendrons pas l'Académie, mais qui constituent le *maltage* proprement dit. Disons seulement que les transformations que subit l'orge déterminent la production d'une certaine quantité de calorique, qui vient en aide à l'action chimique par laquelle le grain doit être converti en Malt.

# DEUXIÈME PARTIE

## De l'Extrait de Malt au point de vue physiologique, hygiénique et médical.

D'après les analyses chimiques de notre Extrait de Malt, cette préparation renferme de l'eau, de l'alcool, de l'acide carbonique, des matières albumineuses et sucrées, des matières grasses, du gluten, de la lupuline, du mucilage, contenant de l'oxygène, de l'hydrogène et du carbone, de la gomme, divers sucs et substances d'origine végétale.

Pour apprécier, au point de vue physiologique et hygiénique les propriétés de l'Extrait de Malt dont nous parlons, il suffit de nous rendre compte du rôle que jouent les éléments qui le composent, et des qualités ou propriétés qu'ils peuvent lui communiquer :

1° Par l'eau qu'il contient, l'Extrait de Malt est digestible ; par son alcool, bien qu'il y entre en proportions très-restreintes, il est stimulant; et, par son acide carbonique, il est rafraîchissant.

Les personnes étrangères aux connaissances physiologiques nous ont quelquefois adressé cette question : Comment se fait-il que l'acide carbonique, dont les propriétés sont si délétères lorsqu'il est mélangé en certaines proportions à l'air que nous respirons, puisse, dans la composition de votre Extrait, concourir à exercer une action salutaire sur les organes ? La réponse eût été bien simple pour MM. les docteurs.

Dans le premier cas, en effet, l'acide carbonique, introduit par les voies respiratoires, prend la place de l'oxygène de l'air, et empêche ainsi celui des globules du sang de s'échapper.

Dans le second, c'est sur les voies digestives que l'acide carbonique agit : son action est favorable à la digestion, et sa présence contribue à maintenir en dissolution divers sels contenus dans l'Extrait de Malt (sels de chaux) et à permettre leur assimilation ; il y a déjà longtemps, d'ailleurs, que le savant Dumas a démontré que l'acide carbonique a la propriété de maintenir les sels de chaux en dissolution.

2° Les matières dextrinées et sucrées, les matières albumineuses, les matières grasses, contenues dans l'Extrait de Malt, ont des propriétés nutritives incontestables qui, jointes aux divers sels de chaux, le rendent précieux dans les cas de tendance au ramollissement des os. Cet extrait nous paraît donc jouer le rôle d'un aliment complet, et nous allons le démontrer.

Pour qu'une substance soit susceptible de servir à la *nutrition*, c'est-à-dire être *assimilée* et réparer les pertes que cause la désassimilation, il faut qu'elle constitue un aliment complet, c'est-à-dire :

1° *Des aliments de calorification* (dextrine, alcool, matières grasses, glucose) ;

2° *Des aliments azotés ou plastiques* (substances albumineuses) ;

3° *Enfin, des aliments minéraux* (combinaisons salines).

En étudiant, comme nous venons de le faire, la composition chimique de l'Extrait de Malt, il est facile d'apprécier le pouvoir nutritif de ce produit.

Nous sommes donc persuadé, d'après l'opinion scientifique d'un des membres les plus distingués de cette Académie (1), que l'Extrait de Malt pris aux repas, pur, excite la chymification , active la sécrétion urinaire , l'exhalation cutanée, les sécrétions muqueuses. etc.

Examinons maintenant, au point de vue médical, les propriétés de l'Extrait de Malt et de quelques principes particuliers qui entrent dans sa composition.

Il est facile de voir, par ce qui précède, que l'Extrait de Malt est un analeptique, un tonique amer et un diurétique léger.

Comme analeptique, il concourt à réparer promptement les pertes matérielles des organes et des tissus, en aidant à la chymification et à la chylification. Les circonstances dans lesquelles il a été prescrit sont toutes celles où il y a, par quelque cause que ce soit, *déperdition de la substance organique qui compose nos tissus.* Cette propriété, jointe à celle d'être légèrement excitante, a fait employer l'Extrait de Malt dans l'atonie des organes digestifs, dans les cardialgies, dyspepsies, gastrites chroniques, etc.

Comme tonique amer, il est utile dans cet état asthénique de l'organisme, avec imperfection de l'hématose, prédominance de la partie séreuse du sang, pâleur et décoloration caractéristiques de la peau, qu'on appelle *bleich-*

(1) Michel Lévy, *Traité d'Hygiène publique et privée.*

2

*sucht* en allemand. Dès médecins étrangers l'ont ordonné dans les cas d'aphonie (D^r L. Raudnitz), de tuberculisation commençante (idem), de tumeurs hémorrhoïdales non fluentes (D^rs Friedberg, Pauli, de Berlin), d'émaciation et de fièvre consomptive (professeur Granichstaedten, de Vienne), etc.

Comme *diurétique*, l'Extrait de Malt peut donner de bons résultats dans l'hématurie, la gravelle, la goutte.

La lupuline, corps azoté qui entre dans la composition de l'Extrait de Malt, a des propriétés éminemment toniques, et une action sédative prouvée par les expériences de M. Page, de Philadelphie, et par celle de M. Zambaco.

Enfin, le mucilage, la gomme et les divers sucs qui constituent cet extrait, l'ont fait employer heureusement dans les laryngites, les bronchites, les catarrhes pulmonaires chroniques, etc.

Nous signalerons en terminant, à l'Académie de Médecine, le *Malt pectoral* et le *Malt aromatique pour bains*, étudiés et expérimentés par les soins des D^rs Jean Müller, conseiller de médecine à Berlin; Stütz, médecin de S. M. l'empereur d'Autriche; Danziger, médecin royal à Goldberg; Rawitz, médecin royal d'état-major.

# CONCLUSIONS

Il résulte des faits contenus dans ce Mémoire :

1° Que l'Extrait de Malt de Hoff, de Berlin, analysé un grand nombre de fois et longuement expérimenté en Prusse, en Allemagne et en Autriche, contient de l'eau, de l'alcool, de l'acide carbonique, des matières dextrinées et sucrées, des matières albumineuses, des matières grasses, du gluten, de la lupuline, du mucilage, divers sucs et substances d'origine végétale ;

2° Que cet extrait renferme des principes calorifiques, azotés et minéraux, qui en font une substance alimentaire, c'est-à-dire susceptible de servir à l'assimilation et de réparer les pertes causées par la désassimilation ;

3° Qu'il est analeptique, tonique, amer, légèrement excitant et diurétique ;

4° Que son emploi est utile dans l'atonie des organes digestifs, les dyspepsies, les gastralgies ; dans la chlorose, le rachitisme, les scrofules, etc.; dans la gravelle, la goutte ;

5° Qu'il doit à la lupuline qu'il contient des propriétés toniques et anti-aphrodisiaques ;

6° Que le Malt pectoral et le Malt aromatique pour bains pourront rendre également des services à la thérapeutique des affections scrofuleuses, du rachitisme, de l'émaciation chez les enfants.

JEAN HOFF, DE BERLIN.

# PIÈCES JUSTIFICATIVES.

### APPRÉCIATIONS ET OPINIONS DES MÉDECINS.

#### I.

« M. Hoff m'a présenté sa bière pour la soumettre à l'analyse. En ayant examiné les substances avec soin, ainsi que la manière de la préparer, j'ai acquis la conviction que cette bière est un remède diététique approprié pour les personnes atteintes de maladies des organes respiratoires, ce que je certifie.

» Breslau, 23 février 1855.

» **GRAETZER,**
» *Conseiller royal de santé, et chevalier des premiers ordres.* »

#### II.

« Je puis, en conscience, recommander l'Extrait de Malt de M. Hoff, de Breslau ; c'est, à en juger par les ingrédients, un excellent remède diététique fortifiant pour les convalescents qui relèvent de maladies graves ; pour les personnes atteintes de maladies de la poitrine, parce que ce moyen n'a aucun effet irritant; et pareillement pour les affections chroniques de l'estomac, pour les hémorrhoïdes, et enfin pour toutes les constitutions faibles, ce que je certifie conformément à la vérité.

» Berlin, le 20 avril 1857.

» Dr **SEYPPEL,**
» *Conseiller royal de médecine.* »

#### III.

« Je certifie que l'Extrait de Malt, fabriqué par M. Hoff, d'après le procédé qu'il m'a communiqué, doit être recommandé comme un remède fortifiant et adoucissant dans tous les cas de faiblesse générale, dans les dérangements de la digestion, dans les maladies de la vessie, et particulièrement dans les hémorrhoïdes non fluentes.

» Dr **FRIEDBERG,**
» *Conseiller royal de médecine.* »

#### IV.

« L'Extrait de Malt de M. Hoff, employé dans les maladies de la poitrine, et contre les hémorrhoïdes, produit les meilleurs effets, ce dont je me suis assuré en l'employant moi-même pour mes malades, ce que j'atteste ici.

» Breslau, le 15 septembre 1858.

» Dr **KOSCHATI,**
» *Médecin des hôpitaux.* »

## V.

« J'ai eu fréquemment l'occasion d'observer les bons effets de votre Extrait de Malt dans les maladies du bas-ventre, et j'ai l'intention d'en faire usage dans le traitement des maladies où l'application m'en paraîtra indiquée.

» Angermünde, le 28 août 1860.

» D<sup>r</sup> SANDEL. »

## VI.

« Ayant employé avec succès l'Extrait de Malt de M. Hoff, ainsi que son Malt pectoral pour les affections de la poitrine et de l'estomac, je puis, en conscience, le recommander aux personnes atteintes de ces maladies.

» Goldberg, le 1<sup>er</sup> octobre 1858.

» D<sup>r</sup> DANZIGER,<br>
» Médecin royal du district. »

## VII.

« Une foule de témoignages favorables, émanés des autorités les plus distinguées, ayant paru dans le public, cela m'a engagé à examiner de plus près, au point de vue sanitaire, ce produit en quelque sorte nouveau, et j'ai trouvé que l'on pouvait compter sur son efficacité dans les faiblesses de l'estomac, de la poitrine, de la vessie, et dans les maladies du foie. »

(Extrait du certificat du D<sup>r</sup> PAULI, directeur de clinique à Berlin.)

## VIII.

Extrait d'un article publié par le D<sup>r</sup> Félix Cornfeld dans<br>
la Gazette de Médecine.

« Nous assistons à présent, pour les préparations de Malt de Hoff, à la répétition des mêmes expériences et des mêmes périodes d'illustration pratique, par lesquelles la méthode hydropathique de Priesnitz dut passer il y a une vingtaine d'années. Un homme étranger à la science fut le père de cette méthode, à l'excellence de laquelle des milliers de personnes guéries par elle donnèrent d'abord leur suffrage, et qui, sanctionnée plus tard par le jugement scientifique des médecins, fut saluée par eux comme une addition précieuse au trésor des ressources que l'art possède. Cet assentiment empressé, et d'une unanimité surprenante, de la part des médecins (car les autorités médicales les plus éminentes se sont prononcées en faveur des préparations de Malt de Hoff dans certaines formes de maladies), cet assentiment unanime, dis-je, est dû irrécusablement à l'évidence incontestable et à la rapidité frappante de l'effet de ces préparations, qui leur ont donné, en quelque sorte, le caractère d'un remède spécifique. Il existe, en effet, peu de remèdes pour les catarrhes chroniques de l'estomac, des intestins, de la vessie, et surtout des poumons, qui aient une action aussi douce, et en même temps aussi prompte, que l'Extrait de Malt de Hoff et son Malt pectoral fortifiant, et dont l'efficacité, d'une évidence incontestable, repose sur un nombre aussi immense de faits et d'expériences. L'influence salutaire de ces deux produits sur le procédé d'assimilation, qu'ils secondent et régularisent, est mise hors de doute.

» L'effet favorable qu'ils produisent chez les enfants dans les consomptions, dans les affections scrofuleuses, dans le rachitisme, la présence de vers et autres états morbides de la nutrition est donc bien facile à comprendre. L'Extrait de Malt, liquide qui ressemble à la bière, et auquel on donne souvent ce nom, n'est pourtant pas de la bière ; il ne contient rien de spiritueux, il est à la fois fortifiant et nourrissant, mais il n'excite pas le système nerveux, il n'enivre pas. Je pense donc que les préparations de Malt de Hoff, pour une certaine classe et pour certaines formes de maladies, doivent être accueillies comme des auxiliaires de traitement vraiment efficaces et salutaires, et recommandées en ce sens au public, et aux médecins qui n'en auraient point encore pris connaissance.

» Würzbourg, novembre 1860.

» D<sup>r</sup> FÉLIX CORNFELD. »

## IX.

« L'Extrait de Malt de M. Hoff, de Berlin, transmis à notre appréciation par les honorables magistrats de Vienne, a été soumis, dans le laboratoire de M. le professeur V. Kletzinski, à l'analyse chimique, et les substances qu'elle a fournies possèdent des propriétés nourrissantes et fortifiantes telles que l'usage approprié de ce remède ne peut manquer de produire les plus salutaires effets.

» Je certifie donc que cet Extrait de Malt, vu ses propriétés adoucissantes, nutritives et fortifiantes, peut être employé avec le plus grand succès dans tous les cas de débilité des organes de la digestion, dans l'atonie des intestins, dans les irrégularités de la circulation des régions hypogastriques, dans les maladies de la poitrine, contre l'émaciation et la fièvre consomptive.

» Vienne, 1<sup>er</sup> avril 1861.

» D<sup>r</sup> GRANICHSTAEDTEN,<br>» Professeur à l'Ecole impériale de Médecine. »

## X.

« Le succès de l'Extrait de Malt de Hoff, de Berlin, et de son Malt pectoral fortifiant, succès attesté par une foule de malades qui en ont fait usage, et constaté par le témoignage des autorités médicales, m'a engagé à en faire l'analyse chimique.

» Quant à ce qui regarde l'Extrait de Malt, l'analyse chimique m'a prouvé qu'il contient, outre la gomme, le sucre, le gluten, l'albumine, le carbone, l'alcool, la lupuline, divers ingrédients d'origine végétale, auxquels il doit ses effets puissants et salutaires dans certaines classes de maladies, effets dont l'authenticité repose sur les témoignages favorables rendus par les médecins et par des milliers de malades. D'après les expériences que j'ai faites moi-même, je puis certifier que, comme remède diététique, il m'a rendu d'éminents services dans les troubles de la digestion, les hémorrhoïdes et les maladies des voies aériennes. L'emploi en est également à recommander après l'usage des mets de difficile digestion.

» Le Malt pectoral fortifiant est un puissant auxiliaire de l'Extrait, car, outre les ingrédients ordinaires du Malt de bonne qualité, il contient une proportion de gluten soluble, avec la gomme et le sucre provenant de la fécule amylacée que le blé contient en grande quantité, plus de l'amidon pur, toutes substances d'origine végétale éminemment dissolvantes et fortifiantes, combinées par M. Hoff dans des proportions et des quantités très appropriées. C'est un remède diététique précieux pour les personnes jeunes, et plus particulièrement pour celles qui sont affectées de maladies de la poitrine.

» Les produits de M. Hoff, par les raisons qui précèdent, doivent être recommandés.

» Berlin, 14 mai 1861.

» D<sup>r</sup> **JEAN MÜLLER,**
» *Conseiller de Médecine.* »

### . XI.

« M. Hóff a soumis à mon opinion et à mon examen l'Extrait de Malt qu'il prépare. L'effet de cet Extrait, vu les ingrédients salutaires qu'il contient, ne peut qu'être favorable dans certaines classes de maladies, et doit être surtout recommandé pour les convalescents dont la constitution est affaiblie.

» Schoenbrun, le 14 mai 1861.

» D<sup>r</sup> **STUTZ,**
» *Médecin de Sa Majesté l'empereur d'Autriche.* »

### XII.

« En examinant le Malt pour les bains que M. Hoff, de Berlin (rue Neuve-Guillaume, 1) m'a remis pour le soumettre à l'analyse, j'ai trouvé qu'outre le Malt que M. Hoff prépare d'une façon particulière, ce produit contient encore des substances végétales aromatiques et amères dans certaines proportions, lesquelles en font un moyen spécial et précieux dans tous les cas en général où les bains fortifiants sont nécessaires. Les essais que j'en ai faits m'ont convaincu qu'il rend les plus grands services dans les affections scrofuleuses des enfants.

» Berlin, le 27 mai 1861.

» D<sup>r</sup> **JEAN MULLER,**
» *Conseiller de santé.* »

### XIII.

« Le Malt aromatique de M. Hoff mérite une recommandation spéciale dans certaines formes de maladies, où les bains fortifiants sont nécessaires. On peut attendre de grands résultats de l'emploi des bains de Malt dans les affections scrofuleuses, dans le défaut de consistance du tissu osseux, et dans l'émaciation des enfants.

» Goldberg, octobre 1857.

» D<sup>r</sup> **DANZIGER,**
» *Médecin royal du district.* »

## XIV.

« C'est un fait reconnu que les bains de Malt sont fortifiants, et que dans certaines circonstances ils favorisent la nutrition. Le Malt que M. Hoff prépare pour les bains produit à la fois ce double effet. C'est dans les cas de débilité générale, en tant qu'elle est la conséquence d'une débilité nerveuse, de maladies graves et prolongées, c'est dans les maladies des enfants, spécialement dans les scrofules, dans le défaut de consistance du tissu osseux, c'est surtout dans l'émaciation des enfants (consomption générale), suite d'une nutrition défectueuse, d'une diarrhée prolongée, après le sevrage, par exemple, que le Malt aromatique de Hoff pour les bains trouve son application et permet d'en attendre infailliblement les plus heureux résultats. Ses propriétés nutritives en font un spécifique non moins précieux pour les enfants qui ne sont pas nourris par leurs mères.

» Glogau, juin 1861.

» D<sup>r</sup> **RAWITZ**,
» *Médecin royal de bataillon et d'état-major.* »

*Pour copie conforme :*

JEAN HOFF, DE BERLIN.